中国康复研究中心残疾人家庭康复指导手册系列

残疾人家庭康复指导

第一辑

中国康复研究中心　编写

U0352986

中国盲文出版社

编委名单

顾　问：张　伟　吴世彩　李建军

主　编：密忠祥

副主编：程　军　郑志强

编　委（按照姓氏笔画排序）：

王安庆　王　林　刘丽旭　刘劲松　刘惠林　刘　璇

吴卫红　张庆苏　张　琦　张　雁　周红俊　胡春英

唐小慧　谢家兴

撰　稿：

《脊髓损伤患者家庭康复指导》

周红俊　胡春英　唐小慧　叶　淼　褚添翼

《偏瘫患者家庭康复指导》

刘惠林　刘丽旭　谢家兴　张庆苏　郭　辉　张红云

褚添翼

《脑瘫儿童家庭康复指导》

吴卫红　张　琦　刘　璇　卫冬洁　张　雁　马　红

马婷婷　褚添翼

《截肢患者家庭康复指导》

王安庆　刘劲松　胡春英　王　林　刘四海　赵克聪

叶　淼　李　松　杨　薇　褚添翼

序

我国有 8500 多万残疾人，其中 5000 多万人有康复需求；随着社会老龄化程度的不断加剧，目前我国 60 岁以上老年人口达到 2.22 亿，其中需要康复服务的约 8000 多万人；此外，还有大量的慢性病患者、亚健康人群和每年因车祸、疾病等新增的患者迫切需要康复治疗，可见我国社会对康复的需求之巨大。在政府的支持引导下，我国的康复事业得到了飞速发展，已经形成了遍布全国的以康复中心、综合医院康复科为主导的康复体系和服务网络；与此同时，由于各地基层康复技术水平不高、专业人才数量有限，康复及护理知识普及程度不高，社区康复至今仍处于初级阶段，成为制约我国康复事业发展的瓶颈。

国际上，社区康复发展至今已有 40 年历史，在发达国家已非常普及，并形成了以专业机构为骨干、社区为基础、家庭为依托的全方位康复服务模式。作为普及康复服务的基础和主要形式，社区家庭康复具有方便、快捷、价廉的特性，是符合我国国情、满足社会基本康复需求的主要途径。因此，大力发展社区家庭康复服务，对于满足大众迫切的康复需求，加快残疾患者家庭小康进程，具有重大的现实意义。

社区家庭康复是通过残疾患者自身的努力，以及其家庭成员、残疾人互助组织、基层政府、社区和教育、就业等促进机构的共同努力来实施的康复模式。在社区与家庭中，患者更易产生归属感，有助于康复服务行动的实施。正确的训练和良好的护理，不仅能让患者避免感染，还有助于患者自信心重塑，提高自理能力，开启新生活。然而，康复是一个漫长而艰辛的过程，当患者回归社区与家庭后，没有专业康复机构的医生和治疗师的指导，患者难以得到正确的康复训练及护理。

为此，针对社区家庭康复，我们邀请多位国内康复领域的著名专家组成研究团队，根据普通家庭的室内布局和小区环境，利用有限的空间和物品，设计出更适合患者在家庭中进行的康复训练模式。团队历时近三年，围绕脊髓截瘫、中风偏瘫、小儿脑瘫以及截肢这四种病情，制作出国内首套针对患者在家庭中进行康复训练和护理的操作手册及视频。

　　两年来，专家团队经过对康复训练过程中每一个步骤、护理要点和细节的多次演练与反复推敲，逐步改进了训练方法和护理方式，确保患者在社区家庭中进行训练的安全性、实用性和可操作性。在此，对为本次编撰和录制工作付出辛劳与努力的全体同仁致以诚挚的感谢！也希望通过我们的努力，"康复"能真正地走进千万个患者家庭，让"人人享有康复"成为现实！

　　最后，祝所有的患者朋友早日康复，重返社会，找到属于自己的一片蓝天！

目 录

第一章 脊髓损伤患者家庭康复指导

一、病情介绍

近年来，随着交通事故的增多、体育运动性损伤的增加，再加上其他一些致伤因素，脊髓损伤患者，也就是我们通常所说的截瘫患者不断增多。脊髓损伤是一种严重的致残性损伤，其发病率在国内外都呈逐年上升趋势。虽然现代医学的发展使多数患者经抢救能够活下来，但大都留有各种功能障碍，严重影响了他们日后的生活质量。

引起截瘫的原因主要是意外伤害和疾病。意外伤害包括交通事故、坠落伤、跌倒、重物砸伤及运动损伤等；疾病包括椎间盘突出、椎管狭窄、脊柱滑脱等。近几年，我们接收患者时，也发现儿童在练习跳舞下腰动作时，若不注意保护也可导致脊髓损伤。

如果出现脊髓损伤，轻者可造成损伤平面以下的肌力减退及感觉异常，重者往往造成患者损伤平面以下感觉、运动功能丧失并伴大小便失禁，甚至死亡。颈部脊髓损伤可造成四肢瘫，胸、腰、骶脊髓损伤可导致截瘫。

患者脊髓损伤后由于长期卧床，还会导致许多并发症。在损伤早期，常见的并发症有体位性低血压、高钙血症、肺部感染、泌尿系感染、血栓性疾病、贫血、压疮、异位骨化、便秘等。急性期过后，常见的并发症主要有骨质疏松、骨折以及精神焦虑和抑郁等，以上并发症会降低生存、生活质量，甚至危及生命。

现阶段，国内脊髓损伤的康复治疗主要集中在三级甲等医院的康复科，除此之外，家庭康复对于大部分患者来说，也具有不可替代的重要作用。

二、发生脊髓损伤后的处理

（一）脊髓损伤后的急性期

一旦发生损伤，对患者进行正确的现场抢救十分重要，以下是几项注意要点：

（1）避免和减轻致残的关键环节是固定受伤部位和/或原位搬运。

（2）运送途中应避免颠簸。

（3）尽快到达有条件进行系统临床与康复治疗的

医疗机构。

（4）转移过程中，尽量请专业人员护送，避免二次损伤。

患者手术结束、生命体征平稳后，应该尽快转入专业的康复机构进行系统的专业治疗。

（二）脊髓损伤后的恢复期

脊髓损伤是一种会给患者及其家庭带来巨大灾难的严重损伤，同时也会带来一系列社会问题。但通过在正规的康复医院或康复科接受全面系统的康复治疗后，部分患者不仅能生活自理，还能回归社会、参加工作。

三、家庭康复

在专业的康复机构进行一段时间的系统的康复治疗之后，患者将回到家庭，家属可协助患者做一些适当的康复训练，帮助患者早日重拾自信。

（一）保持正确卧位的训练

首先，患者正确的卧位有助于保持骨折部位的稳定，预防压疮和关节挛缩，并可抑制痉挛的发生。

（1）仰卧位：患者仰卧位时髋关节应伸展并轻度外展，膝关节下垫5厘米厚的毛巾卷，踝背屈，足趾伸展，为保持这一姿势，家属可以在患者两腿之间放一枕头。患者上肢应保持肩关节外展，肘关节伸展，腕关节背屈约 45 度，手指轻度屈曲。肩关节下放枕头，保持肩胛骨不后缩。

（2）侧卧位：患者应保持上面的下肢屈髋屈膝，垫上枕头保持水平，踝关节和足趾关节自然放松，下面的下肢伸展。上面的上肢与胸前可抱一软枕，下面的上肢肘伸展，前臂旋后。

（3）卧位变换：为防止患者出现压疮，家属一般应帮助患者每两小时翻身一次。翻身时，必须稳妥地托住患者再移动，上下身沿身体的轴线翻转。

（二）翻身的训练

除了保持正确的卧位，学习正确的翻身动作对患者来说也很重要。

（1）全辅助下翻身：在急性期，四肢瘫患者独立翻身困难，需家属帮助翻身。两名家属将床单卷起至患者体侧，一人固定住患者头部，听号令一起将患者移向一侧并将翻向侧上肢外展。在患者背后、头、双上肢、下肢间垫上枕头。

（2）患者独立的翻身动作：患者双上肢向身体两侧用力摆动；头转向翻身侧，同时双上肢用力甩向翻身侧，带动躯干旋转而翻身；位于上方的上肢用力前伸，完成翻身动作。

（3）利用布带进行翻身：将布带系于床栏或床架上，患者腕部勾住带子；用力屈肘带动身体旋转，同时将另一侧上肢摆向翻身侧，松开带子，位于上方的上肢前伸，完成翻身。

（三）起坐动作训练

同样，正确的起坐训练对患者来说也很重要。

（1）从侧卧位起坐方法：患者翻身至侧卧位；移动上身靠近下肢；用上侧上肢勾住膝关节；用力勾住腿的同时反复将另一侧肘屈曲、伸展，通过此动作将上身靠至双腿；将身体前倾，保持坐位。

（2）人仰卧位起坐方法：头和上半身用力转向身体两侧，通过反复转动将双肘放到身后支撑上身；继续将头和上半身旋转直到将两肘伸直至长坐位。

（3）借助床栏坐起：患者仰卧，一手拉住绑在床栏上的绳子，另一手撑床；双手用力，抬起上半身，支撑身体坐起。

（四）活动肢体的训练

在家庭康复期间，为了预防关节僵硬、肌肉萎缩，缓解肌张力，保持患者各个关节的正常活动，维持运动功能，应该对丧失运动功能的部位和肢体进行轻柔的被动运动和按摩；同时，也可对有神经支配的肌肉做适当的主动运动，如用哑铃、沙袋、弹簧拉力器等进行练习。患者不能自己活动的肢体，要由家属来进行被动活动。

1. 活动范围与时间

活动时，尽量在无痛范围内达到最大的活动范围，强度由家属来把握。如果患者有感觉障碍，即感觉不到疼痛，一定要避免快速暴力牵拉肢体。每个肢体活动 5 分钟，轻柔、缓慢、有节奏，患者如果有痉挛现象，应在患者痉挛缓解的时候再进行被动运动。

2. 各关节活动的训练

（1）肩关节：

屈曲：患者仰卧位，家属一手扶患者肘关节，一手扶患者腕关节，将肩关节向上抬，尽量靠近耳朵。

外展：患者仰卧位，家属一手扶患者肘关节，一手扶患者腕关节，将肩关节沿着床面靠近耳朵，注意在大约 80 度的时候，将手掌翻向上。

旋转：患者仰卧位，肩关节外展 90 度，肘关节屈曲，家属一手扶患者肘关节，一手扶患者腕关节，使患者手掌和手背分别靠近床面，进行肩关节内外旋的活动。

（2）肘关节：患者仰卧位，肩关节轻微外展，家属一手扶肘关节上面，一手握腕关节，屈伸肘关节。

（3）腕关节及手关节：患者仰卧，肩关节轻微外展，肘关节屈曲，家属一手握腕关节下，一手握手掌，进行腕关节屈伸及桡尺偏动作。注意尽量不要同时屈伸手指。

（4）髋关节、膝关节屈曲、伸展：患者仰卧位，家属一手托膝关节上方，另一手托足跟进行髋、膝关节的屈曲。然后在髋关节屈曲状态下完成膝关节伸展，最后完成髋关节伸展。

（5）髋关节内旋、外旋：患者仰卧位，下肢伸展位，家属一手固定患者膝关节上方，另一手固定踝关节上方，完成下肢轴位的旋转，足尖向内侧为髋关节内旋，也可让髋关节呈屈曲位，家属一手握持小腿近端，另一手固定足跟，以髋关节为轴，向内、外侧摆动小腿，完成髋关节的外旋、内旋。

（6）髋关节内收、外展：患者仰卧位，家属一手托膝关节侧方，前臂支撑大腿远端，另一手握足跟，在髋关节轻度屈曲的状态下，完成髋关节的外展，然后返回原位置。

（7）踝背屈、跖屈：患者仰卧位，下肢伸展。进行背屈时，家属一手固定踝关节上方，另一手固定足跟，在牵拉跟腱的同时，利用家属的前臂内侧推压足底。家属固定踝关节上方的手移动到足背，另一只手放在患者脚掌部，将足背向下压。

（8）踝关节内、外翻：患者仰卧位，下肢伸展。家属一手固定踝关节，另一手进行内、外翻运动。

（五）增强肌肉力量的训练

对于截瘫患者，因为双下肢功能障碍，很多动作需要双上肢辅助，比如转移动作就需要很好的双上肢力量，这就要求患者双上肢的力量要比普通人强，患者根据自身的力量情况，可以进行举沙袋或哑铃的训练，动作包括上举、平举，须在仰卧位下进行。

如果患者自己可以活动，但是活动不到最大的范围，需由家属辅助完成；如果患者自己可以活动，家属可参考被动活动的动作，给患者施加阻力或者借用沙袋，阻力或沙袋的重量为患者可以完成动作但是有点困难为宜。

训练强度要适中，避免出现疲劳。在运动过程中，家属们要特别注意观察患者，如果患者出现不适，如乏力、肢体不协调，应立刻停止训练，并询问患者的情况。如果患者第二天仍出现肌肉疼痛等不良反应，应相应减少运动量。

（六）提高呼吸能力的训练

高位脊髓损伤后，由于支配患者的主要呼吸肌神经受损，造成呼吸肌肌力减弱，进而导致呼吸功能障碍、排痰能力下降，患者极易出现肺部感染等并发症。可以采用以下方法帮助患者改善呼吸功能，减少并发症。

（1）膈肌阻力训练：患者保持仰卧位、头稍抬高的姿势，在患者上腹部放置1—2千克的沙袋，让患者深吸气并尽量保持上胸廓平静，逐渐延长患者阻力呼吸时间，并结合患者的自身情况，适时增强训练的阻力。

（2）呼吸训练：患者在双上肢从体侧向上举过头顶的过程中进行吸气，双上肢从头顶放下来的过程中进行呼气，动作要协调，与平时的呼吸频率保持一致。

腹肌部分或完全麻痹的患者不能进行有效呼气，家属需用单手或双手在上腹部对患者施加压力，在呼气结束时突然松手以代替腹肌功能，帮助患者完成有效呼气。

（3）咳嗽及排痰治疗：结合翻身时的体位引流，

叩击或震动有痰的部位。患者能进行主动咳嗽时，家属可以用手压迫腹部以进行强有力的咳嗽。患者采取仰卧位，家属一只手掌部置于患者上腹区，另一只手压在前一只手上，手指张开或交叉，患者尽可能深吸气后，家属在患者需要咳嗽时给予帮助，向内、向上压迫腹部。

（4）患者自己也可以通过吹气球、吹蜡烛或唱歌等方法增强呼吸能力。

（七）轮椅操作技巧训练

在日常生活中，绝大多数患者都有外出的需求。从医学角度来说，我们鼓励患者多与外界接触，融入社会，这对患者身心发展都有好处。这些都要求患者能够正确操作轮椅，因此，掌握轮椅的操作技巧，对患者扩大活动范围非常重要。但是在乘坐轮椅时，我们也要特别注意避免发生褥疮。每隔半小时，患者需要在轮椅上进行一次减压支撑，从而增加两上肢的支撑力，减少体重对身体局部的压迫，提高在床上移动身体的能力。

支撑减压方法：患者双手借助轮椅扶手撑起，可以进行上下左右的支撑动作，或者借助轮椅扶手使躯干向前、左、右倾斜，以达到减压的目的。

日常生活中，很多患者可以自己完成床与轮椅之间的转移，使用轮椅在路面上行动，从而提高独立生活的能力。

1. 床—轮椅—坐便器的转移

具体方法有：（1）辅助转移训练；（2）正前方转移训练；（3）侧方转移训练；（4）面对轮椅并由地面坐到轮椅上的训练；（5）背对轮椅并由地面坐到轮椅上的训练；（6）侧对轮椅并由地面坐到轮椅上的训练。

以上动作完成需在患者体力允许的情况下进行，若患者体力不支，应该在家属或陪护人员的协助下进行。

2. 轮椅路面行走

如何跨越路面障碍、避免跌伤，具体方法有：（1）用后轮保持平衡的训练；（2）上马路镶边石的训练；（3）向后退下马路镶边石的训练等。

（八）站立及行走训练

脊髓损伤患者由于长期卧床或坐轮椅，双下肢不再负重，腰骶骨均会有不同程度的骨质疏松症状，易发生自发性骨折或病理性骨折。站立和行走训练可预防、减缓骨质疏松及骨折发生的情况，预防泌尿系统感染，改善患者的心肺功能和患者的心情。但应注意，如果患者站立起来头晕、血压下降，很有可能是体位变化造成的低血压，此时不能进行站立训练。

1. 站立训练

（1）借助立柜站立。

（2）借助支具站立。

2. 步行训练

（1）摆至步的练习：①平衡站姿；②双拐前置；③通过伸肘、压低和伸展肩胛骨、低头来提起骨盆和双腿；④双腿摆至而不摆过双拐，重新建立平衡站姿；⑤拐杖迅速前置，以获得更大的稳定性。摆至步相对于摆过步来说，消耗能量少，摔倒的危险也小。

（2）摆过步的练习：①平衡站姿；②双拐前置；③双肘伸展、压低和伸展肩胛骨、低头来提腿和骨盆；④一旦提起，躯干和腿即如钟摆一样向前摆动；⑤足跟着地；⑥通过抬头，收缩肩胛骨和推动骨盆向前，重新取得平衡站姿。

（3）用双拐和膝、踝、足支具（长下肢支具）进行四点步态的训练：①平衡站姿；②一侧拐杖向前；③通过提髋提起对侧脚，低头并扭向摆动腿的对侧；④一旦提起腿，即把腿如钟摆一样向前摆动；⑤一条腿向前平衡站姿。重复上述动作即完成步行。

四、家庭康复护理

脊髓损伤患者的康复护理主要包括皮肤护理、呼吸道护理、泌尿系护理、肠道护理等，脊髓损伤患者出院回到家庭后，需要继续做好精心的护理，才能有效预防各种并发症的发生。

（一）皮肤护理

截瘫患者由于长期卧床或乘坐轮椅等原因，导致皮肤血液循环障碍，抵抗力降低，易发生压疮。加之感觉功能障碍，也易发生烫伤、擦伤等意外损伤，因此，重视并做好皮肤护理极为重要。

1. 压疮的预防与护理

压疮的好发部位常见于骶尾部、髋部、肩胛骨、足跟、外踝、坐骨结节等部位，卧床期间骶尾部最易发生，乘坐轮椅之后坐骨结节部最易发生，四肢瘫患者肘部及后枕部也可发生。

（1）压疮的预防：①定时翻身，每隔 2 个小时翻身一次，保持舒适体位；②翻身时防止拖、拉、拽，防止手用力扒臀部皮肤，每次翻身时均应检查患者身体各部位皮肤的受压情况；③床铺应清洁、干燥、平整。每次大小便后，要保持局部皮肤清洁、不潮湿。

（2）压疮的护理：

①一旦发现受压部位出现压红、手指按压不褪色的情况，应注意不要在压红部位按摩。

②如发现皮肤颜色改变，局部硬结发红、发紫、起水泡时，应禁止局部再次受压。

③皮肤发生破溃，要及时到医院就医，防止伤口感染。

（3）乘坐轮椅注意事项：

①患者乘坐轮椅时需每隔 30 分钟用双手将身体支撑起（如高位截瘫，需要护理人员从背后将患者向上抱起）15 秒，或上半身尽力前曲贴近大腿，以缓解坐骨结节部位的压力。

②乘坐轮椅时，防止身体前滑对骶尾部皮肤过度牵拉而导致压疮。

2. 烫伤的预防及护理

（1）脊髓损伤患者感觉功能丧失，对水温无法感知，为防止发生烫伤，禁止用热水泡脚。

（2）为患者洗澡或洗脚时，一定要严格控制水温，宜先放冷水，再逐渐加入热水，水温控制在 38—40℃，以不烫手为宜，在此过程中应时刻观察皮肤情况。

（3）防止低温烫伤，勿将打开的电脑或热水杯置于腿上，也不要使用各类取暖物品，这些物品可能温度并不高，但由于接触皮肤时间较长，均易导致低温烫伤。

（4）轻度烫伤后，应立即用冷水持续冲洗，降低皮肤表面温度，然后在局部涂抹红花油或湿润烧伤膏，严重时应及时到医院就医，防止伤口感染。

（二）泌尿系护理

泌尿系统的护理在脊髓损伤患者康复过程中占有重要地位，其最终目标是预防各类泌尿系统并发症，保护肾脏功能，提高患者生存质量。

1. 留置尿管的护理

（1）随时注意保持尿管通畅，防止尿管脱出、扭曲、受压。

（2）翻身时可暂时将尿管反折，翻身后再将尿管开放。

（3）下床活动时，尿管和尿袋位置要低于膀胱，防止造成逆行感染。

（4）保持尿道口清洁，每日用清水清洗尿道口和会阴部两次。

（5）鼓励患者多饮水以利排尿，保证每日2000—2500毫升的饮水量。

（6）定期更换尿管及尿袋（根据尿管、尿袋材质及尿液性质决定其更换时间），一般情况下尿管两周更换1次，尿袋每周更换1—2次，如果经济条件允许，可增加尿袋更换次数。

（7）平时注意观察尿液，如尿液浑浊、颜色深、气味刺鼻，应及时就医。

注：留置导尿虽是解决脊髓损伤后排尿困难的方法，但又被认为是引起尿路感染的危险因素，也容易发生并发症。因此，应尽量缩短留置尿管的时间。留置尿管拔出后应采用间歇导尿法，可有效降低泌尿系感染率。

2. 间歇导尿的护理

家庭护理中可采用清洁间歇导尿的方法，病人可通过医务人员的指导自行完成，也可由家属协助完成。

（1）导尿前先洗手，认真清洗尿道外口，然后将导尿管充分润滑，再将其经尿道缓慢插入，插管过程中动作应轻柔，避免损伤尿道。

（2）间歇导尿的患者要控制饮水量，每日饮水量（包括粥、汤、牛奶等）在2000毫升左右，分次少量饮用，傍晚以后减少饮水。24小时尿量以不超过2000毫升为宜。

（3）间歇导尿次数应经专业医生指导而定，一般每日 4—6 次；每次自行小便和导尿的总容量应少于 400 毫升，切勿等膀胱过度膨胀或尿急后才排放尿液，避免导致泌尿系统并发症。

3. 膀胱造瘘的护理

（1）每日用碘伏棉球消毒造瘘口 1 次，消毒范围以造瘘口为圆心，自内向外 15 厘米，同时碘伏消毒引流管，方向自造瘘口向远端消毒 10 厘米。

（2）膀胱造瘘管要妥善固定，防止扭曲、折叠。

（3）抗返流尿袋每周更换 1 次，普通尿袋隔日更换 1 次，尿袋的位置不能高于膀胱区，防止尿液回流，引发尿路感染。尿袋内尿液达 2/3 满时应及时排放，同时注意观察尿液的性质，如尿液浑浊，引流管内出现絮状物，提示有膀胱炎或尿路感染发生，应及时到医院就诊。

（4）保持床铺和衣服的清洁，污染后要及时更换，同时用温水擦拭造瘘口周围的皮肤。

（5）鼓励患者多吃清淡易消化的食物，保持大便通畅，以免排便用力使腹压增高导致造瘘管脱出。鼓励患者多饮水，每天饮水量不少于 2500 毫升，保持充足尿量。

4. 尿失禁的护理

男性患者一般使用集尿器，女性患者一般使用纸尿裤，对于尿失禁患者来说，一定要经常清洗会阴部，勤换内裤，保持局部皮肤清洁干燥。

（三）肠道功能障碍的护理

脊髓损伤后可造成胃肠功能紊乱，再加上长期卧床不能活动，使肠蠕动减慢而导致便秘。

1. 饮食

（1）调节饮食，多食含纤维素较多的食物，如青菜和水果，刺激肠蠕动。

（2）保证正常饮水量，以每日 2000 毫升为宜，晨起可饮 250 毫升凉开水刺激胃肠运动，促使排便。

2. 排泄

（1）养成每日定时排便的习惯，一般保持 1—2 次/天。

（2）自右下顺时针进行腹部按摩，可于每餐后半小时进行，增加肠蠕动促进排便。

（3）必要时可使用润肠缓泻药，如通便灵、果导、开塞露等，使用开塞露排便时，要先挤出少量液体润滑前端，再缓慢插入，避免因使用不当造成直肠黏膜损伤。

（4）保持肛门周围皮肤清洁干燥，便后及时用温水清洗、擦干。

（5）大便失禁时，容易引起肛门周围皮肤糜烂，还可导致压疮，应用清水将肛周皮肤洗净后再涂抹防护油并及时更换被污染的内裤、床单，以减轻对皮肤的刺激。

（四）植物神经功能障碍的护理

1. 植物神经反射异常的护理

颈部脊髓损伤致四肢瘫痪的患者，可突然出现头痛、大汗、憋气、皮肤潮红、心动过速或心率徐缓、血压增高等症状，称为植物神经反射亢进。

（1）首先迅速查找原因：①检查是否因尿路不畅所产生的尿潴留刺激所致，如果是，则需要立即导尿，如此时患者已插入尿管，则应检查尿管是否通畅；②询问患者当日是否排便，如未排便应及时协助排便；③松解一切可能引起卡压的衣物和鞋袜。

（2）改变患者体位，抬高床头，如病情允许，给患者取坐位，减少颅内动脉充血，防止血压继续上升。

（3）如不能缓解，可给患者服用短效降压药如心痛定，以缓解症状。

（4）耐心安抚患者，消除其不良情绪。

2. 体温调节功能障碍的护理

高位截瘫患者因体温调节功能低下，经常出现高热。为避免出现此类状况，家属需要注意患者体温的护理。

（1）保持适宜室温，一般维持在 18℃—20℃ 之间，夏季宜采取通风和其他降温措施。

（2）一旦体温升高，可减少盖被，采用温水擦浴的方法，用湿毛巾从额头、颈部到四肢、后背依次以离心方向擦至皮肤发红，注意在腋下、腘窝、腹股沟等大血管经过处稍加力度并反复擦拭。

（3）头枕冰袋，并可在腋窝、腘窝、腹股沟等部位放置冰袋，要避免冰袋直接接触皮肤，使用冰袋时应注意观察皮肤，防止冻伤。也可用电风扇等降温。

（4）患者退热时出汗较多，要及时更换衣服和床单，保持皮肤清洁干燥。

（5）鼓励患者多饮水，加强口腔护理，如高热不退应及时就医。

注：因患者体温调节功能障碍，有时也可能出现低体温状态，对低体温病人要注意保暖，同时防止烫伤。

（五）肺部感染的预防及护理

高位脊髓损伤的患者，因为呼吸和咳嗽的力量明显减弱，无法将支气管分泌物咳出，容易造成肺部感染。为防止发生感染，日常应该注意：

（1）定时翻身叩背，每次翻身后叩背1次，叩背时应将手指合拢呈杯状，手背隆起手指关节微屈，依靠手腕的力量，由胸下部向上，由两侧向中央拍击患者背部，均匀有节奏地叩击，借助振动，使分泌物松脱而排出体外。

（2）鼓励患者有效咳嗽、自行排痰，指导患者在咳嗽前先缓慢深吸气，吸气后稍屏气片刻，然后用力收腹引起咳嗽。

（3）帮助患者咳痰，如患者无力咳嗽，可让患者先深呼吸，护理人员用双手紧压患者肋弓下部，双手拇指放于剑突下，随着患者呼吸节奏同步用力向上冲击，帮助患者将痰液咳出并注意观察患者呼吸情况。

（4）呼吸功能训练：平日鼓励患者吹气球、唱歌、大声说话及深呼吸练习。

（5）保持正确的姿势有助于呼吸，也有利于通过胸廓运动增加肺活量。正确配备轮椅；穿戴腰围或腹带，以保持脊柱稳定性。

（六）下肢肿胀的护理

脊髓损伤患者如发生下肢深静脉血栓、骨折、肌肉拉伤、异位骨化等情况均会引起下肢肢体肿胀，护理人员应每日注意观察患者肢体有无肿胀情况发生，如有，患者应立即卧床、不得按摩或做剧烈运动，并须立即就医。

（七）预防跌倒/坠床

脊髓损伤的患者由于运动功能障碍或痉挛症状严重，在下床活动或上厕所时，极易发生跌倒和坠床，护理人员须树立安全意识，注意加强安全防护措施，防止意外伤害发生，在任何时候都要指导患者保持舒适的体位。

（八）脊髓损伤患者的心理护理

（1）家属要细心观察患者，给患者鼓励和关爱，帮助他们克服依赖心理。

（2）鼓励患者积极进行康复训练，完成各种训练任务，掌握自我护理的技能，早日达到康复的目标。

（3）认真倾听，让患者将他们的喜、怒、哀、乐表达出来，使他们内心深处的痛苦得以宣泄。

（4）发挥家庭及社会作用，切实帮助患者解决在生活及治疗上遇到的具体问题。

（5）鼓励患者建立自信心，争取早日回归社会，尽力做到自食其力。

五、家庭环境改造

一般来说，脊髓损伤的患者对家庭环境有特殊需求，在此，我们也建议患者家属根据专业机构的指导，对家中的门窗、卫生间、浴室、厨房等进行改造，购买适合脊髓损伤患者使用的电器。

六、脊髓损伤的预防

脊髓损伤的预防需要注意两点。

（一）预防外伤

（1）注意交通安全。

（2）高处作业人员应系好安全带，避免坠落。

（3）从事体育运动或跳舞活动时应注意保护，避免脊柱过度后仰。

（4）建筑工地施工人员采取佩戴安全帽等安全措施可有效预防脊柱脊髓损伤。

（二）预防疾病所致的脊髓损伤

（1）应注意预防颈椎病、腰椎病等常见病，若出现四肢发麻、无力等症状应及时到正规医院就医，尽早处理，坚决避免盲目按摩、扳、扭等非正规治疗。

（2）平时注意体育训练，提高机体抵抗力，预防病毒感染所致的脊髓炎等疾病。

（3）若出现严重背部疼痛等疾病需及时就医，确认是否发生脊髓血管畸形等疾病。

家庭康复是一个复杂长期的过程，康复护理需要根据每个患者的自身情况而定，一旦遇到问题，建议咨询专业的康复治疗医生，在医生的指导下进行正确的家庭康复。

第二章 偏瘫患者家庭康复指导

一、病情介绍

偏瘫就是瘫痪侧（左侧或右侧）上肢和下肢的肌肉松弛，表现为同一侧上、下肢的肌肉没有力气、肢体活动不灵活等。引起偏瘫的直接原因是脑损伤，而引起脑损伤的原因有很多种，比如大家最熟悉的"脑卒中"——中国老百姓习惯叫"中风"，以及"脑外伤"、"脑肿瘤"、"脑血管畸形"、"脑动脉瘤破裂"等原因。

各种病因所致的局部脑组织受损伤都可能引起偏瘫。同时，患者还可以出现脑损伤后的其他症状，例如认知功能减退、言语障碍、吞咽障碍、平衡障碍。以上症状除了应进行积极的临床干预如药物或手术治疗外，康复也是其中不可或缺的一环。患者康复与否或康复质量的好坏，将直接影响患者的预后和生活质量。

二、医院康复

（一）偏瘫患者急性期的康复治疗

目前的康复医学界已经普遍形成了一种共识，就是"康复始于急性期"。脑损伤急性期的患者入住综合医院神经内、外科病房后，首先要接受基本的检查和评价，医院根据患者的一般情况和病情严重程度，制定相应的治疗方案，并启动二级预防措施，需要特殊处理或抢救的患者，转 ICU 或其他特殊治疗机构。

脑损伤早期患者多处于卧床期，肢体功能处于弛缓阶段，因此早期康复的基本目的是防止废用综合征和肢体挛缩的产生，并防止各种并发症如肌肉萎缩、关节挛缩、肩手综合征、肩关节半脱位等，为以后的系统康复打下基础。

病情较轻的患者，经过正规的早期康复治疗，功能障碍明显改善，可回到社区和家庭维持康复治疗。若功能障碍仍然较重，则应转入专业康复机构或综合医院的康复病房继续进行康复治疗。

（二）偏瘫患者恢复期的康复治疗

脑损伤偏瘫的康复需要多学科的共同合作，即组成"康复小组"（rehabilitation team），包括神经康复医师、康复护士、物理疗法师、作业疗法师、言语治疗医师、认知疗法医师、心理医师、理疗师、假肢与矫形器师、职业顾问和社会服务人员等。康复小组应定期召开康复评定会，明确问题点、确立康复目标、制订和实施康复治疗计划，根据患者的功能障碍特点进行个体化的康复训练。

神经康复的目标不仅是改善疾病所导致的功能障碍，还应最大限度地提高个体独立生活、学习、工作和参与其他社会活动的能力，以最终改善生活质量，即实现身体—活动—参与的全面康复。

因此，此期康复的内容主要是根据康复评价的情况和患者的康复需求，以具体功能任务为方向，有针对性地改善患者的功能障碍。重点要进行抗痉挛治疗，异常姿势纠正，平衡训练，步行训练，作业治疗，言语、吞咽、认知训练，以提高患者的日常生活活动能力，同时兼顾患者的心理及职业康复等。

三、家庭训练

在专业的康复机构进行了一段时间的系统的康复治疗之后，患者将回到家庭，但此时，他们的康复治疗并没有结束。下面我们来讲一讲适合患者在家庭做的一些康复训练。

（一）良肢位摆放

脑卒中患者正确的体位通常称为良肢位。早期实施正确的良肢位摆放可有效地预防并发症的发生，如肩关节半脱位、关节挛缩、关节周围组织损伤等，常见的良肢位有患侧卧位、健侧卧位、仰卧位、床上坐位等。

脑卒中患者急性期患侧肢体呈弛缓状态，急性期过后逐渐进入痉挛阶段，出现患侧上肢以屈肌痉挛、下肢以伸肌痉挛为主的典型痉挛模式。

1. 仰卧位

仰卧位是患者最容易采取的体位，但因易受紧张性颈反射的影响，极易激发异常的反射活动，强化患侧上肢屈肌和下肢伸肌痉挛，应尽量减少仰卧位时间。注意事项如下：

（1）患者头应枕在高度适宜、软硬适中的枕头上。头部不要过伸、过屈和侧屈。

（2）患侧肩垫起，防止肩后缩，使肩部上抬前挺，上肢肘伸直，上臂外旋稍外展，前臂旋后，腕关节轻度背曲，掌心朝上，手指伸直，整个患侧上肢放在枕头上。

（3）患侧髋部用枕头垫起，使髋关节内收、内旋。膝关节用小软枕垫起呈 5—10 度，为防止足下垂可用软枕将脚趾支撑，但足心不放任何支撑物，避免诱发肌肉痉挛。

2. 患侧卧位

患侧卧位是偏瘫患者的推荐体位，患侧上肢伸展、可减轻或缓解痉挛，使瘫痪的关节韧带受到压力，促进感觉输入，健侧肢体可自由活动。首先将患者翻向患侧，躯干稍后倾，后背用枕头支撑。具体操作如下：

（1）患者头应枕在高度适宜、软硬适中的枕头上。

（2）家属帮助患者双下肢屈曲，翻向患侧，背部用枕头支撑。将患侧肩平托出以避免压在身体下面，患侧肘伸直，前臂外旋，手指伸展，掌心向上，手中不放任何抓握物，避免引起手指痉挛。健侧上肢自由放置。

（3）健侧下肢屈曲置于前面的枕头上，患侧膝关节略屈曲。

3. 健侧卧位

健侧卧位同样是偏瘫患者的推荐体位。具体操作如下：

（1）患者头应枕在高度适宜、软硬适中的枕头上。

（2）家属帮助患者将双下肢屈曲，翻向健侧，背部用枕头支撑。健侧上肢自由放置。胸前放置枕头并高于心脏水平，患侧肩关节充分前伸，肘关节伸直，腕关节轻度背曲，指关节伸展放在小软枕上。

（3）患侧下肢屈曲放于枕头上，患侧踝关节不能悬于枕边，健侧下肢自然放置。

4. 床上坐位

患者病情允许的情况下，应鼓励患者及早在床上坐起并训练坐位平衡，为站立、行走等康复奠定基础；同时，坐起训练可预防体位性低血压发生，帮助患者完成部分日常生活活动。具体操作如下：

（1）患者头部不能过伸、过屈。

（2）患者背部应给予多个枕头垫实，使脊柱伸展。

（3）患者双侧上肢放于餐桌或枕头上，握手，保持中立位。

（4）患侧膝关节稍屈曲并垫一小软枕。

（二）翻身、坐起动作

日常生活中，偏瘫患者要获得最大程度的独立，首先要从床上翻身开始，这是穿衣、站立、转移等日常生活活动的前提。同时，翻身也促进了患者的血液循环，可防止压疮、关节挛缩、静脉血栓的形成。因此，在病情允许时，应尽量让患者主动翻身。下面我们讲一下如何进行正确的翻身。

1. 翻身

（1）由护理人员或家属帮助翻身：

①由仰卧位向患侧翻身较为容易。家属首先将患侧上肢保护好，患肢肩部向前伸，伸肘，伸腕，家属用一手掌顶住患肢手掌，另一手拉住患者健手，即可翻向患侧，而后将患肢置于良肢位。

②由仰卧位向健侧翻身。家属首先将患侧下肢屈曲，双手分别置于患侧肩部与臀部，用适当力量将患者翻向健侧，并将患肢置于良肢位。

（2）患者自己翻身：

瘫痪肢体的功能稍有恢复即可自行翻身。

①能伸肘时用摆动翻身法。患者取仰卧位，双手十指交叉，病手拇指放在健侧拇指上方。向上伸展上肢，屈膝，将双上肢摆向健侧，再摆向患侧，可重复摆动一次，借助惯性，将身体翻向患侧。

②不能伸肘时用健腿翻身法。患者取仰卧位，用健手将患肢屈曲置于胸前，并以健手托住肘部，将健腿插入患腿下方，借助身体向健侧转动的时机，趁势用健腿搬动患腿，翻向健侧。

2. 起坐方法

（1）辅助下坐起：

①健侧脚放到患侧腿下，将患手放到辅助者肩上，辅助者扶住患者双肩。

②辅助者扶起患侧肩，同时患者健肘撑起上身。

③患者将双下肢放到床下，伸展肘关节，完成。

（2）独自坐起：

①健手握住患手，双腿交叉，用健腿带动患腿放至床边，同时颈部前屈，身体转向健侧。

②双腿放至床下，健手松开患手。

③健侧肘于体侧撑起身体，伸肘，抬头。

（三）轮椅—床的转移

（1）将轮椅斜向以健侧对着床，刹闸。

（2）健手支撑站起，再用健手扶床。

（3）边转身边坐下。

（4）将轮椅放至床边患者健侧，以相反动作可做回轮椅训练。

（四）活动肢体

为了保持患者各个关节的正常活动，预防关节僵硬、肌肉萎缩和缓解肌张力，患者不能自己进行活动的肢体，要由家属来进行被动活动。

活动时应尽量在无痛的前提下达到最大的活动范围，可参考健全人的活动范围。如果患者感觉障碍，就是说感觉不到疼痛的时候，一定要避免快速暴力牵拉肢体。每个肢体活动 5 分钟，动作要轻柔、缓慢、有节奏，患者如果有痉挛现象，应在患者痉挛缓解的时候，再进行被动运动。

1. **肩关节活动**

屈曲：患者取仰卧位，家属一手扶患者肘关节，一手扶患者腕关节，将肩关节向上抬，尽量靠近耳朵。

外展：患者取仰卧位，家属一手扶患者肘关节，一手扶患者腕关节，将肩关节沿着床面靠近耳朵，注意在大约 80 度的时候，将手掌翻向上。

旋转：患者取仰卧位，肩关节外展 90 度，肘关节屈曲，家属一手扶患者肘关节，一手扶患者腕关节，使患者手掌和手背分别靠近床面，进行肩关节内外旋的活动。

2. **肘关节活动**

患者取仰卧位。肩关节轻微外展，家属一手扶肘关节上面，一手握腕关节，屈伸肘关节。

3. **腕关节及手关节**

患者取仰卧位，肩关节轻微外展，肘关节屈曲，家属一手握腕关节下，一手握手掌，进行腕关节屈伸及桡尺偏动作。注意尽量不要同时屈伸手指。

4. 髋关节、膝关节屈曲与伸展

患者取仰卧位，家属一手托膝关节上方，另一手托足跟进行髋、膝关节的屈曲。然后在髋关节屈曲状态下完成膝关节伸展，最后完成髋关节伸展。

5. 髋关节内旋、外旋

患者取仰卧位，下肢取伸展位，家属一手固定患者膝关节上方，另一手固定踝关节上方，完成下肢轴位的旋转，足尖向内侧为髋关节内旋，也可让髋关节呈屈曲位，家属一手握持小腿近端，另一手固定足跟，以髋关节为轴，向内、外侧摆动小腿，完成髋关节的外旋、内旋。

6. 髋关节内收、外展

患者取仰卧位，家属一手托膝关节侧方，前臂支撑大腿远端，另一手握足跟，在髋关节轻度屈曲的状态下，完成髋关节的外展，然后返回原位置。

7. 踝背屈、跖屈

患者取仰卧位，下肢伸展。进行踝背屈时，家属一手固定踝关节上方，另一手固定足跟，在牵拉跟腱的同时，利用家属的前臂屈侧推压足底。跖屈时，家属固定踝关节上方的手移动到足背，在下压足背的同时，另一手将足跟上提。

8. 踝关节内、外翻

患者仰卧位，下肢伸展。家属一手固定踝关节，另一手进行内、外翻运动。

（五）提高平衡功能

1. 坐位下的训练

（1）静态坐位平衡训练：主要为保持稳定的端坐位，治疗师可选择与患者对坐，通过诱导患者对躯干关键点（胸骨柄下端）的控制，保持坐位稳定，并给予充分保护；也可选择在患侧与患者并肩端坐，诱导患者重心向健侧、患侧移动，并在中间位置保持稳定，同时可通过躯干关键点控制，诱导患者进行躯干的屈、伸动作的主动运动。

（2）动态坐位平衡训练：在充分保护下，家属以适当力量不定方向地推患者，诱导患者在平衡破坏后通过自身调整回到稳定坐位，使重心转移及下肢负重。在充分保护下，家属让患者把小物体（如瓶子等）从身体一侧拿至另一侧，完成这一动作后，家属可以将物体的位置逐渐摆放得远离患者身体，加大重心左右转移的幅度；在充分保护下，令患者躯干前倾，将重心由臀部前移至双足，可通过诱导患者利用双侧上肢向正前下、左前下方以及右前下方够取物体或某一目标，在运动终末时保持体位数秒钟，使患者重心向前、向左、向右转移，并且使双侧下肢充分负重，为今后移乘、站立等动作做准备。

训练时一定要给予患者充分保护，家属应位于患者前方并稍偏向患侧，并且要防止由于患侧腿后滑致使失去平衡向前跌倒。

2. 站立位下的训练

首先进行稳定立位的保持，在给予充分保护下，令患者独立保持立位，并令患者可以左右注视，稍分散注意力。当患者可以保持独立稳定立位时，家属可诱导患者健侧向不定方向够取物体或某一目标，加强立位平衡。

（六）站立训练

1. 辅助站起

患者双足平放于地面上，患脚在前。家属用膝盖顶住患者膝部，双手抓住患者腰部。患者躯干前倾、重心前移，在家属的帮助下伸髋、伸膝慢慢站起。

2. 独立站起

双足着地，双手交叉，双上肢向前充分伸展，身体前倾。当双肩向前超过双膝位置时，立即抬臀，伸展膝关节，站起。

（七）步行训练

1. 立位下患侧支撑

在立位下，家属需要在患侧一旁，给予足够的保护和支持，同时诱导患者健侧下肢向前迈步。诱导时，令患侧下肢膝关节保持轻度屈曲位，避免今后步行中出现膝反张的异常姿势；令患者躯干保持直立，辅助患者不要向两侧倾斜；家属在患侧膝关节处给予保护和支持的同时，辅助患者骨盆前移，使髂前上棘处向下的垂线不要置于髌骨之后。

训练之初，患者可优先集中注意力控制膝关节并保持屈曲位，避免患者出现"顾此失彼"——躯干、骨盆、膝关节都想控制又都控制不好的情况。诱导患者进行站立位患侧支撑时，辅助骨盆前移的时机要掌握在迈出患侧下肢之前，尽量与正常步态一致。

2. 立位下患侧迈步

在立位下，患者健侧支撑体重，此时可令患者下肢伸展，同正常步态。诱导患者患侧下肢迈步时，首先应令患者放松，避免出现下肢伸肌异常模式，同时令患者膝关节向前方移动。如果患者没有到分离运动期，在下肢共同运动的影响下，髋、膝、踝关节伸肌共同运动会使患侧下肢"变长"，导致患者骨盆上提，造成"画圈"步态。

因此，在诱导患者患侧迈步时，应首先令患者将膝关节主动放松呈轻度屈曲位，诱导其膝关节主动向前移动。治疗师可通过辅助带动患侧膝关节，诱导患者迈步。同时令患者不要先迈患足，而是优先将膝关节向前运动。

无论患侧支撑还是患侧迈步，都要给予患者充分的保护，让患者有安全感，做动作的时候不会因紧张导致异常运动模式。

（八）拐杖使用

1. 拐杖的选用和使用方法

一般说来，手杖适用于偏瘫患者或单侧下肢瘫痪患者，前臂杖和腋杖适用于截瘫患者。

上肢和肩的肌力正常才能使用手杖。握力好、上肢支撑力强的患者可选用单足手杖，如果平衡能力和协调能力较差，应选用三足或四足手杖。

2. 偏瘫患者的手杖步行分类

（1）三点步行：绝大部分偏瘫患者以伸出手杖→伸出患足→伸出健足的顺序步行，少数患者以伸出手杖→伸出健足→伸出患足的方式步行。

（2）两点步行：即先同时伸出手杖和患足，再伸出健足。该方式步行速度快，适合瘫痪程度较轻、平衡功能好的患者。

（九）穿脱衣服

1. 穿脱开衫上衣

（1）穿开衫上衣：将患手放入衣袖内，用健手将衣领向上拉至患侧肩部（至少拉过肘关节），让患手穿出袖口。健侧手由颈后抓住衣领并向健侧肩拉，将健侧上肢穿入衣袖中，系好纽扣并整理妥当。

（2）脱开衫上衣：先用健手将衣服自患侧肩部褪下露出患侧肩部，然后脱下健侧的衣袖，再用健手将患侧衣袖脱下，完成脱衣动作。

2. 穿脱裤子

患腿放在健腿上，将裤子套在患腿上，裤腿拉至患腿的膝盖以上，放下患腿，健腿穿上裤子另一侧的裤腿，站起身后，把裤子向上拉过髋部，系上扣子和拉锁。

脱裤子的顺序与穿的顺序相反。

四、吞咽障碍训练

部分偏瘫患者还伴有吞咽障碍，吞咽障碍是严重影响偏瘫患者生活质量的后遗症，主要表现为吃饭和喝水时呛咳、遗漏、下咽困难，吞咽障碍导致患者营养摄入不足、脱水，甚至导致肺炎反复发作，患者需要长期保留鼻饲进食或进行造瘘。但是，大多数的吞咽障碍在机构进行康复可以得到恢复或部分恢复，一些轻度吞咽障碍的患者是可以经口进食的，因此，在家中继续康复以及看护，对于这类患者就非常重要。

在家中可以因地制宜，选择适合吞咽障碍患者康复使用的材料和小的工具、食器等，如使用靠垫可以在患者卧床进食时帮助患者保持良好的体位，桌板或床桌可以提高患者进食时对食物的注意，食物要放置于患者面前的视野范围之内；冰勺和不同容量的勺子可以控制进食量，选择不同形状的杯子则能保证患者在喝水时处于安全可控制的状态；棉拭子可以在进食前和进食后进行口腔内的清理，避免食物的残留。此外，还需要准备一些冰水或制备一些冰碎片，对于一些不能进食的患者，少量的冰冷刺激可以最大程度地保留患者的吞咽能力和帮助患者进行吞咽反射的演练，这对于日后的康复有积极的作用。

开始进食时需要制备食物，利用搅拌机等工具对食物进行加工，制作成具有一定黏滞性和成型的糊状食物，利于患者的下咽；也可以利用增稠剂对液体进行黏滞度的调制，如饮水呛咳的患者可以在水中添加增稠剂；食物要按照需要调制成不同的量，以便于计算患者的摄入量。

当患者能够进食时，要先从糊状食物逐渐过渡到软食，例如粥类或面片，一定不要急于给有吞咽障碍的患者平常食物，成块、干燥、易碎以及带核的食物尤为危险，易引起严重的并发症如窒息或肺炎等，因此，当患者的主管医生没有明确地指示他完全可以正常进食之前，不要进食此类食物。另外，在家庭进行吞咽康复时，要确保与患者的康复医生沟通通畅，以便及时反映情况，定期进行复查，避免意外的发生。

（一）**安全的进食体位**

安全的经口进食体位不应该是平卧，在患者体质允许的情况下，最好取直立坐位，即使是卧床也应该将床头摇至 30 度以上，颈部垫小靠垫，使下颌取微内收的体位，在这种体位下进食，可以最大程度预防误吸、误呛的出现。

（二）**控制颈部与躯干位置的练习**

吞咽体操可以很好地加强对颈部和躯干位置的控制，同时改善呼吸能力和唇舌的活动能力。具体内容包括：

（1）深呼吸练习。患者可以通过吹气球、吹蜡烛或唱歌等方法增强呼吸能力。

（2）发音练习。

（3）头颈部体操。

（4）唇舌操。治疗者需要帮助患者一同来完成。

（三）喂咽

喂咽是当患者不能自行进食时采取的帮助患者进食的方法。喂咽时要注意前面说到的安全进食体位，保证患者在被喂食时处在安全进食位置，提醒患者注意喂咽的食器和食物，并在喂入口内时提醒患者，保证患者在进食过程中有良好的注意力。用勺子进行喂咽的演练的步骤如下：

（1）操作者坐于或立于患者的侧方，帮助患者维持体位和头位。

（2）使用不多于3毫升容量的冰勺进行喂咽练习。

（3）将勺子沿下唇放入舌面上。

（4）翻勺压舌或提勺沿上唇方向将勺子取出，食物留于舌面上。

（5）注意帮助患者闭锁嘴唇。

（6）注意食物在勺中的形态。

（四）进行口腔清洁以及口咽刺激的演练

吞咽障碍的患者口内会有各种程度的物质残留，例如唾液的残留以及进食后食物在口内的残留。这些残留的食物和分泌物会影响口腔的环境，导致细菌的滋生，影响患者口腔的感觉，同时由于下咽不充分，也导致患者在活动时增加了误吸、误呛的机会，因此清理口腔是重要的环节。冰刺激或机械地对于舌面按压可以诱发吞咽反射，改善吞咽反射迟钝的现象，有助于患者自动下咽，这也是吞咽康复的重要环节。

（五）拍背和辅助咳嗽

吞咽障碍的患者即使恢复得很好也依然有误吸、误呛的风险存在，因此，积极做好进餐后的拍背和辅助咳嗽，可以最大程度地降低由于食物或液体误呛带来的肺部感染风险，是吞咽障碍患者进餐后必须要进行的保护性动作，需要家属和护理人员协助完成。

（1）坐位拍背时，应帮助患者采用前倾俯身坐位，家属或护理人员手掌呈空心状，沿后背的两侧由下向上进行拍打，使患者胸腔产生震动，肺内黏附的痰液被震松排出。

（2）卧位排痰往往需要专业人员了解患者的痰液主要存留的位置，采用卧位翻转的重力作用，再辅助拍击痰液储留部位，达到排痰的目的。这个方法需要在专业人士的指导下方可安全进行。

（3）通过患者在主动咳嗽时，对患者进行手法压迫腹部以辅助其进行强有力的咳嗽的方法称为辅助咳嗽手法。具体操作方法是，可以在患者采取坐位时，家属一只手掌部位于患者上腹区，在患者需要咳嗽时，向内、向上压迫腹部增加负压，提高患者的咳嗽的力量。

第三章　脑瘫儿童家庭康复指导

一、病情介绍

脑瘫，简单地说，是一组由于发育中胎儿或婴幼儿脑部非进行性损伤引起的运动和姿势发育持续性障碍综合征，它导致活动受限、运动障碍，常伴有感觉、认知、交流及行为障碍，还会伴有癫痫及继发性肌肉骨骼问题。

那么，到底是什么原因导致了脑瘫呢？脑瘫的直接原因是儿童大脑发育期的脑损伤，而引起脑损伤的原因有很多种，比如大家最熟悉的新生儿的早产、窒息、核黄疸，还有婴幼儿的脑外伤、脑炎等多种原因。

总之，各种病因所致的胎儿和婴幼儿期非进行性脑组织受损，都可能引起脑瘫。脑瘫儿童主要表现为肢体运动能力的障碍，同时，患者还可以出现其他并发和继发症状，例如言语障碍、视听觉障碍、智力障碍、关节挛缩变形等等。脑瘫的治疗以康复训练为主，药物或手术只是辅助手段，脑瘫的早期干预、长期康复，将直接影响儿童终生的生活质量。

二、机构康复

（一）早期诊断和干预

脑瘫的康复贵在早期发现和早期干预。对于出生时存在脑损伤高危因素，如早产、窒息、黄疸、多胎、母亲妊高征等情况的儿童，应定期到预防保健科门诊进行发育检查。主要观察儿童是否有发育落后、肌张力异常或异常的运动姿势的现象。

对于异常情况不明显的儿童，在医生指导下，可回到家庭和社区完成早期干预。若发育明显落后，则应转入专业机构进行诊断性检查。明确诊断后，需要到专业康复机构或综合机构的康复科进行康复治疗。

（二）脑瘫儿童的机构康复

脑瘫儿童在机构中的康复需要多学科的共同合作，即组成"康复小组"（rehabilitation team），包括神经康复医师、康复护士、物理疗法师、作业疗法师、言语治疗师、认知疗法师、心理医师、理疗师、假肢与矫形器师、职业顾问和社会服务人员等。康复小组应定期召开康复评定会，明确儿童问题点，确立康复目标，制订和实施康复治疗计划，根据儿童的功能障碍特点进行个体化的康复训练。

在住院期间，通过综合全面的康复训练，利用多种手法促进儿童的全面发育，使脑瘫导致的异常运动对儿童身体发育的影响减少到最低。因此，此期康复的内容主要是根据康复评价的情况和病人的康复需求，以具体功能任务为方向，有针对性地改善患者的功能障碍。重点要进行抗痉挛治疗，纠正异常姿势，进行平衡训练，步行训练，作业治疗，言语、吞咽、认知训练，日常生活活动能力训练及心理治疗等。

在为脑瘫儿童进行康复训练的同时，家长也需要接受康复人员的指导，了解儿童需要进行哪些康复训练，并要学会主要的康复训练手法，以保证儿童出院后仍能坚持进行家庭的康复训练。

三、家庭康复

儿童在专业的康复机构进行了一段时间系统的康复治疗之后，就会回到家庭。但此时，康复治疗并没有结束，甚至可以说家庭康复比住院康复更重要，家庭训练能使儿童在生长发育过程中不断进步，并可以减少脑瘫儿童的并发症。下面我们来讲一讲适合患者在家庭进行的康复训练。

（一）牵拉运动

大部分脑瘫儿童都存在部分肌肉痉挛的问题，表现为肢体蜷缩、僵硬。因此，家长学会进行肌肉牵拉非常重要，这能够帮助儿童在日常生活中预防关节挛缩。

1.腘绳肌牵拉

儿童全身放松，平躺在床上，屈曲髋关节，使大腿与床面垂直，家长左手握住膝盖上方，右手握住脚踝，缓慢将小腿抬起，将膝关节伸直，维持3—5秒。

注意观察儿童面部表情，并询问儿童是否有不舒服的感觉。

2.小腿三头肌牵拉

儿童全身放松，平躺在床上，家长左手扶在膝盖上，固定膝盖，右手握住脚跟。把儿童的脚掌抵在右前臂上，伸直右臂，将身体向左弯，带动儿童勾脚，并保持3—5秒。

注意观察儿童面部表情，并询问儿童是否有不舒服的感觉。

3.内收肌牵拉

儿童全身放松，平躺在床上，家长分开儿童双腿，坐在儿童双腿之间，用自己的腿压在儿童膝盖上方，注意观察儿童面部表情并询问儿童是否有不舒服的感觉，然后缓慢向外侧移动儿童双腿。

注意儿童双腿不要弯曲，分开最大角度不超过120度。

4. 髂腰肌牵拉

儿童全身放松，趴在床上，头向一侧旋转，家长坐在床旁的小凳子上，左手握住儿童膝盖，右手握住儿童脚踝，缓慢将儿童下肢向上抬起。

注意不要将儿童下肢过高抬起，避免儿童的身体发生旋转。

5. 躯干旋转牵拉

儿童全身放松，平躺在床上，家长将儿童双腿并拢蜷起，左手扶在儿童左肩，右手扶在儿童右大腿外侧，将儿童双腿推向右侧，儿童双手上举放在头上方，维持这个姿势1分钟，然后向反方向做同样的动作。

注意观察儿童面部表情，并询问儿童是否有不舒服的感觉。

（二）肌力增强训练

弛缓型脑瘫是脑瘫儿童中较少见的一种类型，主要表现为全身肌肉松软，不能维持常见的体位，针对此类型脑瘫儿童，应加强肌肉张力，达到促进肌肉正常收缩的目的。

1. 坐位下挤压与拍打训练

儿童坐在垫上，家长位于儿童身后，双手扶住儿童双肩，通过向下挤压拍打促进肩部肌肉的收缩。在挤压骨盆时，注意用力要适度，不可用力过大引起儿童不适。

2. 肌肉振动训练

儿童全身放松，坐在波巴士球上，家长一手扶住儿童骨盆，另一手拍打球面，帮助儿童在球上进行上下振动，振动时注意振动幅度和频率不要过大，以免惊吓儿童。

（三）正确的抱姿

根据脑瘫儿童肌肉紧张的类型和症状，采取不同的抱儿童的姿势。主要目的是抑制肌肉的张力，改变异常姿势，预防关节挛缩和畸形。

1. 上肢屈曲而双下肢伸展儿童的正确抱姿

将儿童双腿分开抱住，使儿童骑跨在家长身上。家长一手扶住儿童臀部，另一只手扶住儿童背部，避免儿童向后倾斜身体。随着儿童控制能力的增强，抱儿童时可适当减少支撑。

2. 全身处于伸肌张力增高状态儿童的正确抱姿

儿童全身放松，躺在垫子上，家长将儿童扶起至坐位，用自己的身体顶住儿童的后背，避免儿童向后倾斜身体；家长双手将儿童双腿蜷缩起来，双臂从儿童膝盖下方穿过，双手交叉握住，使儿童背靠家长保持屈曲位，坐在家长的双臂与身体之间。

3. 全身处于屈肌张力增高状态儿童的正确抱姿

家长右手从儿童双腿中间由后向前穿过，扶住儿童腹部，家长左手由儿童左腋下穿出，经儿童胸前绕至儿童右上肢，扶住儿童右肘部，家长用自己的身体顶住儿童后背，将儿童身体拉直。

（四）头部控制训练

抬头是运动发育的第一步，脑瘫儿童由于受异常反射和肌张力的影响，头往往不能保持在中线位和直立位，进而影响其他运动的发育，所以在进行脑瘫儿童康复治疗时，首先要矫正异常的头部控制姿势，学会正确地抬头。

儿童全身放松，趴在楔形垫上，双手支撑在地面上，家长一手扶住儿童肘部，另一只手用玩具等物品吸引儿童注意力，不停改变玩具的位置，训练儿童抬头、低头、向两侧旋转。

（五）翻身训练

进行翻身训练时，儿童全身放松，平躺在床上，家长坐在儿童右侧中间位置，屈起儿童右腿，右手放在儿童右大腿外侧向前方推，左手放在儿童右肩后面，把儿童身体向左侧旋转。家长注意双手的动作不要同时进行，可以先左手后右手或者先右手后左手帮助儿童翻身。翻至侧卧位后，双手继续向前推，帮助儿童翻身至俯卧位。翻至俯卧位后，家长要注意儿童的双臂是否放在胸前。

（六）仰卧位坐起训练及坐位保持训练

1. 仰卧位坐起训练

此训练的关键是上肢对躯干的支撑及身体重心的转移。儿童平躺在床上，向右翻身至侧卧位，家长坐在儿童左侧，右手扶住儿童右上臂，使他的右上肢支撑于床面；左手将儿童左臂放在他的身前支撑床面。儿童双上肢支撑于床面后，双臂慢慢伸直撑起身体；家长在儿童后方进行保护，避免儿童向后摔倒。儿童坐起后，将重心缓慢移动到中间坐好。

2. 坐位保持训练

儿童全身放松，面对镜子坐在一个带有靠背和扶手的椅子上，嘱咐儿童把头摆正；身体坐直，如果坐不直，可在背后放一个垫子；双手自然放在扶手上；双脚平放在地面上；髋、膝保持屈曲 90 度；双腿分开与肩同宽，若内收肌肌张力异常增高，腿分开有困难，可在儿童双腿间放一个枕头，嘱咐儿童注意观察镜子中的自己，保持正确坐姿，随时纠正异常动作。

（七）从坐到站的体位转换训练

儿童坐在椅子上，双手自然放在扶手上，身体向前倾斜，双手撑住扶手，身体继续向前倾斜，臀部抬离椅面，双手推扶手站起。

（八）站立及平衡训练

维持立位的主要因素有头颈、躯干、四肢的控制能力、抗重力和保护性伸展能力等。脑瘫儿童在进行站立训练前应做好上述训练，为站立打好基础。

儿童穿鞋站立于镜子前，双脚分开与肩同宽。若儿童站立不稳，可在儿童前方放一个桌子，让儿童手扶站立；桌子不宜过高或过低，以儿童双手扶好后身体能够直立为准，嘱咐儿童通过镜子调整站姿。

能够稳定地站立是步行的基础，做好脑瘫儿童站立平衡的训练非常重要。下面介绍两种训练方法：

（1）儿童站立在桌子前，身体直立，双腿分开与肩同宽，让儿童伸手抓取放置于桌子上不同位置、距离略超过臂长的玩具。当儿童身体僵硬、活动困难时，家长可协助儿童完成。

（2）儿童站在平衡板上，家长坐在儿童身后，扶住儿童骨盆，家长脚踩平衡板使平衡板晃动，儿童保持站立。当儿童有一定的平衡能力后，可自己完成这个动作。

（九）步行训练

能否独立行走是脑瘫儿童家长最关心的问题之一。正常儿童 1 岁左右开始学习走路，脑瘫儿童则要在 3—4 岁甚至更晚才可能行走，由于这类儿童往往伴有姿势的异常，因此在训练行走的同时，还要注意矫正异常姿势。

儿童穿鞋站立，家长在儿童身后，扶住儿童骨盆，帮助儿童向右脚转移身体重心，儿童向前迈左腿，摆动右臂；家长帮助儿童向左脚转移身体重心，儿童向前迈右腿，摆动左臂。

四、家庭作业康复

作业治疗，临床上称为 OT 训练。主要针对脑瘫儿童的生活自理动作、认知和上肢的协调运动进行训练。在家中可进行以下内容的训练。

（一）进食训练

1. 手持固体食物进食训练

告知儿童"在椅子上坐稳，双上肢自然放于前方桌面上"。儿童将双手打开（家长对其给予适当辅助），抓住盘中饼干，放于口中。

2. 手持普通勺子进食训练

方法一：告知儿童"在椅子上坐稳，双上肢自然放于前方桌面上"。儿童一手扶住碗，将其另一只手打开，抓住勺柄，用勺子将碗中食物盛出，放入口中。

方法二：告知儿童"在椅子上坐稳，双上肢自然放于前方桌面上"。儿童一手扶住碗，另一手握住勺子，用勺子将碗中食物盛出，放入口中。

3. 手持改进后的勺子进食训练

告知儿童"在椅子上坐稳，双上肢自然放于前方桌面上"。儿童一手扶住碗，将其另一只手打开，抓住勺柄，用勺子将碗中食物盛出，放入口中（家长对其给予适当辅助）。

（二）饮水训练

儿童一手握住水杯扶手，将其另一只手打开抱住杯身，家长辅助儿童将水杯举起，嘱儿童微低头，喝水。（注意：整个过程要轻柔缓慢，避免呛咳。）

（三）穿脱上衣训练

（1）穿套头衫：首先分清衣服的前面与后面，红色标记为前面，绿色标记为后面。嘱儿童用双手提起衣服套于头上，穿好，再将双手从袖口中穿出。

（2）脱套头衫：儿童取稳定坐位，身体前倾，低头，将双手抓住套头衫领口后部，用力向前拽，脱掉，再分别将两侧袖口脱下来。

注意：衣服尽量选择宽松的套头衫。

注：整个过程给予儿童辅助，反复多次练习，直到儿童可以独立完成。

（四）穿脱裤子训练

（1）穿裤子：首先分清裤子的前面与后面，红色标记为前面，绿色标记为后面。儿童取稳定坐位，将裤腿套到双腿上，然后躺下，取左侧卧位，将右侧裤腿往上提；取右侧卧位，将左侧裤腿往上提，反复多次，直至裤子穿好。

（2）脱裤子：侧躺于垫上，将裤腰往下推，翻转另一侧，将裤腰往下推。反复多次，直到裤腰到膝盖以下，坐起，将裤子完全脱下。

注意：裤子尽量选择宽松、易穿脱的。

注：整个过程给予儿童辅助，反复多次练习，直

到儿童可以独立完成。

（五）书写训练

（1）OT 师对铅笔进行改造：以铅笔粗细为基准，在乒乓球顶端与末端分别掏一个圆形洞口，然后将铅笔穿过乒乓球，用强力胶粘好。

（2）让儿童坐稳，身体微前倾，不要后仰。双上肢自然垂在桌面上，两肩放松，一手握住改造后的铅笔，另一手扶住本，进行书写练习。

注意：眼睛与本的距离保持在 20 厘米左右。

五、家庭语言康复

脑瘫儿童多伴有构音障碍和语言发育迟缓等问题，语言治疗是一项重要的康复方法，进行适当的早期语言治疗是获得良好效果的关键。下面介绍几种可以在家中进行的语言治疗方法。

（一）注意力的训练

（1）准备红、黄、蓝、绿 4 种颜色各 10 个衣服夹子，红、黄、蓝、绿 4 种颜色的硬质纸各 10 张（长宽各 20 厘米）。家长和儿童面对面坐在小桌子两边，让儿童将不同颜色的夹子分别夹到相应颜色的硬质纸边上。

（2）准备旧日历一本（背面是空白的），彩笔一盒。家长和儿童面对面坐在小桌子两边,家长用彩笔在旧日历背面画不同的迷宫,引导儿童走不同的迷宫道路。

(3)准备红豆、绿豆、黄豆、黑豆4种豆各半斤,4个塑料罐子,1个小篮子(豆子不会漏出来),4个不锈钢碗。家长和儿童面对面坐在小桌子两边,将4种颜色的豆子混在一起,让儿童将不同颜色的豆子分别捡到4个碗里。

(二)理解能力的训练

语言发育迟缓的儿童理解障碍的水平各不相同,因此其训练内容也不同。

家长可用照相机将家庭成员、家里的日常生活用品、不同生活场所的图片拍下来,再打印塑封成卡片,用盒子装起来。在训练的时候首先不断给儿童给予听觉刺激,重复多次告诉儿童相关相片的内容;拿出两张图片让儿童选择,如果他能完成选择,可以多加入一张,进行三选一训练,并以此类推。

(三)口腔感知觉及口部运动训练

1. 口腔感知觉训练

准备儿童小牙刷1支,冷热纯净水适量,2个塑料杯子。用小牙刷轮流蘸取不同温度的水给予口腔轻柔的刷擦，根据水的不同类型刷擦方式也不一样；亦可准备不同味道、不同质地的食物，让儿童能在进食的快乐中得到口腔的感知觉锻炼。

2. 口部运动训练

①呼吸训练：准备不同柔软度的纸，将纸撕成条状，用小夹子挂在绳子上，跟儿童比赛吹，看谁吹得远。

②下颌的运动训练：可煮不同大小和质地的食物，让儿童咀嚼，以增进其下颌不同方向及力度的训练，例如咬胡萝卜、牛肉条等。

③唇的运动训练：用粗线拴住纽扣，训练抿唇及圆唇的运动及用唇包住扣子的唇力量。

④舌的运动训练：让儿童面对镜子，用棉签将糖粘到儿童唇的上下、左右，让儿童去舔，从而达到舌头的运动训练；也可以用小勺子朝不同方向顶住舌头，引导儿童抵抗，从而锻炼舌肌的力量。

六、特殊教育训练

除了运动和语言障碍的康复，脑瘫儿童的智力发育也是康复治疗的重要内容。需要根据儿童的具体情况，制定个体化的训练计划，分别对注意力、观察力、记忆力、思维力、创造力等智力结构内容进行训练，此外，社交沟通、操作、语言能力、行为情绪的控制也是训练的重要部分。根据儿童的特点，我们采用从感知觉刺激与学前习惯养成相结合入手的方法，逐步纳入基本概念、复杂概念学习的程序，遵循个别化训练与集体训练相结合的原则。特殊教育的目标是使儿童能回归学校，接受教育。

脑瘫儿童的康复训练重在坚持，要想取得良好的效果，家庭训练是非常重要的。希望家长通过观看录像，学习简单实用的家庭训练方法，并将其应用于日常生活中，使脑瘫儿童在娱乐与亲情的关爱中得到锻炼。大家一定要相信，坚持不懈的努力会创造奇迹，奇迹就存在于每一天。

第四章　截肢患者家庭康复指导

一、病情介绍

截肢的原因有很多种，包括外伤性截肢、肿瘤截肢、先天性畸形截肢、感染性截肢、烧伤或者冻伤后造成的肢体坏死性截肢。简单地说，截肢就是截除没有生机或者功能的肢体以及因局部疾病引起的严重威胁生命的肢体。

一般做完截肢手术后，除了需要在医院留观一段时间以外，还需要在专业的康复机构配备假肢并且进行一段时间的康复训练，用来适应截肢以后的状态。经过短暂的训练，大部分患者都要回归家庭。在家里如何正确护理残端并且使用好假肢是非常重要的，这对患者生活质量的提高、运动能力的提升以及自信心的重建都具有非常重要的意义。

我们以小腿截肢为例，介绍一下患者在家庭康复中如何护理残端，怎样进行负重训练、肌力训练、步行训练、提高平衡力，以及怎样正确穿戴假肢等方法。

二、家庭日常护理

首先来看看截肢患者回到家中以后，应如何正确使用绷带、如何清洁残端皮肤、如何正确使用残肢套以及如何处理幻肢痛。

（一）弹性绷带（软绷带）技术应用

患者拆除硬绷带也就是石膏绷带后即可应用弹力绷带，以促进静脉及淋巴回流，防止或减轻残肢水肿。患者在穿戴假肢后，弹力绷带在夜间应坚持使用，防止因残端肿胀而影响第二天的假肢穿戴。也就是说，弹力绷带的应用会伴随患者终生。弹力绷带在使用时应松紧适宜，由远端向近心端缠绕，以患者无不适感为原则。

（二）穿戴假肢注意事项

患者穿戴假肢后，少部分患者可能会对假肢材质产生过敏，不良的卫生习惯也容易导致残肢皮肤过敏、皮炎、毛囊炎及溃疡。因此，患者需要从如下几个方面注意养成良好的卫生习惯，预防并发症的发生。

（1）注意残肢卫生，保持皮肤干燥。每日用温水或中性肥皂液清洁残肢，皮肤表面可适当涂抹护肤用品，如硅霜，以在皮肤表面形成通透性保护膜，从而调节代谢、保持水分，防止皮肤过度角化与酸碱有机物对皮肤的刺激。

（2）残肢应穿用吸水性强的棉质袜套，每天清洗残肢套以保持清洁。残肢套有破损应及时更换，避免因残肢套不平整造成对皮肤的压迫。

（3）假肢接受腔与内套应每天用温水或酒精擦洗一次，以保持清洁卫生。

（4）一旦发生皮肤病，应根据病情及时在医生指导下进行治疗，防止因延误病情而造成的不良后果。皮肤过敏的患者，可对症应用抗过敏的外用药，并根据具体情况更换接受腔的材料。

（5）皮肤软组织较松弛、残端溃疡反复发作或经久不愈者，应考虑手术治疗。

（三）幻肢痛护理要点

幻肢痛也是截肢患者通常会出现的一种幻觉现象，出现这种痛感后，家人需要耐心说服患者正确面对现实，从内心承认并接受截肢的事实。在家庭里，家人可以对患者残端进行按摩，加强残端运动，感到疼痛时让患者自己轻轻敲打残端，从空间和距离的确认中慢慢消除幻肢感，从而消除幻肢痛的主观感觉。必要时可使用镇静剂、止痛药。

（四）使用拐杖的要点

家属应指导患者行走时正确使用拐杖，告知其注意事项，注意安全。患者应增加体能锻炼，控制体重，保持体重上下浮动不超过 3 千克。因为体重浮动过大会引起残肢与假肢接受腔的接触过松或过紧。

三、PT 康复训练

（一）维持残端形态

截肢术后，为了预防残端水肿，减少皮下脂肪，促进残端萎缩，使残端尽快成熟，残端要使用绷带进行缠绕。小腿截肢后，为维持残端形状，需使用12—15 厘米宽的绷带。从小腿截肢处末梢向上 8 字形缠绕，远端紧，近端松，如果残端较短，绷带要超过近端膝关节，但不能影响膝关节的活动，夜间需持续包扎。

（二）松解疤痕和减轻幻肢痛

（1）截肢术后，在残端留有疤痕。由于疤痕粘连，在负重过程中通常会引起疼痛，因此，松解疤痕和轻轻地拍打残端可以有效缓解残端的负重。疤痕松解方法：在疤痕上涂上护肤油，两拇指肚放在疤痕上按住，进行反向牵拉皮肤的动作，每次 10—15 分钟，每天

2—3 次。

（2）减少幻肢痛方法：四指并拢，反复轻拍残端，每次 10—15 分钟，每天 2—3 次。有幻肢痛的患者尤其要注意预防跌倒。

（三）关节活动度维持训练

维持髋关节和膝关节的活动对于患侧佩戴假肢后的负重与行走功能起着决定性的作用，活动方法如下：

（1）髋关节、膝关节屈曲与伸展：患者仰卧位，家属一手托膝关节上方，另一手托残端进行髋、膝关节的屈曲。然后在髋关节屈曲状态下伸直下肢，保持下肢伸直的状态，慢慢将下肢放平在床面上。

（2）髋关节内旋、外旋：患者仰卧位，下肢伸直，家属一手固定患者膝关节上方，另一手固定残端，使下肢向内、外侧旋转。

（3）髋关节内收、外展：患者仰卧位，家属一手托住膝关节下方，另一手托残端，将下肢沿床面向内、向外活动。

（4）膝关节伸展：患者取俯卧位，在膝关节下方垫一软枕，家属一手固定大腿或臀部，另一手放在残端向下用力，使膝关节尽量伸直，如果不能完全伸直，可在受限的位置维持一会儿，慢慢扩大活动的角度。

每个关节活动可重复 5—10 次，活动中应注意，动作要轻柔缓慢，避免粗暴用力引起疼痛或关节及其周围软组织损伤。

（四）残端负重训练

患者术后每天都要用手经常拍打残肢和残端，减少幻肢痛，让局部皮肤尽快适应接触感，再采用沙袋与残肢皮肤相触、加压并慢慢增加沙袋的重量。当残端慢慢适应后，患者可在站立的时候扶住栏杆，将残肢放在凳子或床面上，凳子的高度要保持与双腿等长，将身体重心向患侧慢慢移动，以增加残端的负重。凳子上可放海绵垫或毛巾。

（五）肌力增强训练

患肢的肌力对于行走的步态有着至关重要的影响。小腿截肢患者容易出现膝关节屈曲挛缩，所以应加强膝关节伸直的力量。患者可坐在床边，小腿自然下垂，家属一手固定患者的膝关节上部，一手按住小腿残端，令患者完成膝关节伸直动作，家属根据患者伸膝的力量，给予患者可以承受的阻力。

除膝关节外，躯干和髋关节周围力量对步态也有着重要影响。比如，躯干的弯曲力量和伸直力量，髋关节伸展、外展和屈曲的力量。

躯干的力量增强可以借助仰卧起坐和燕飞的练习，在训练中，家属可帮助患者固定下肢。髋关节周围肌肉的力量增强可借助以下练习：

（1）患者俯卧位抬腿，下肢伸直，向上抬，注意腰不要离开床面。

（2）患者侧卧位抬腿，患肢在上方，保持躯干、骨盆和下肢在一条直线，向上抬下肢。

（3）患者仰卧位腿抬高，下肢伸直，将下肢上抬至与床面成约 45 度角，然后慢慢放下。

（六）提高平衡能力

（1）跪位平衡训练：让患者双膝呈跪位，家属双手扶持患者骨盆，协助患者完成重心向左、向右移动。

（2）站立位平衡及重心移动训练：首先是双足站立的练习，患者扶栏杆或床沿等稳定地方，先进行重心移动练习，将体重在健侧和假肢侧之间缓慢地来回移动，并保持身体正直；然后重心移动到健侧，假肢侧向前后左右迈步，慢慢将重心过渡到假肢侧，健侧向前后左右迈步。双足站立比较稳定后可进行单足站立的练习，先将假肢侧抬起，练习健侧单足站立，然后再练习健侧抬起，假肢侧站立的动作。（也可以进行接抛球的训练，可以根据患者的能力将球抛向上、下、左、右各个方向，尽量在移动过程中保持身体平衡。）

（七）步行训练

穿戴好假肢后，还需要进行步行前的练习，刚开始练习时，为保证安全，双手要扶住床头的栏杆或桌子。方法分为7个动作或步骤：

（1）交替弯曲下肢运动：一只脚跟离开地面，膝关节弯曲的角度要充分，健侧活动时要防止假肢突然弯曲引起的跌倒。

（2）迈步动作（前后一步走）：健肢支撑体重，假肢向前或向后一步走；再用假肢支撑体重，并且要保持假肢侧直立，健肢向前或向后一步走。

（3）向前步行训练：健肢向前迈一步，假肢侧的髋关节和膝关节屈曲，然后带动小腿部向前；假肢向前时，脚跟落在健侧脚尖旁，此时，残肢应抵压接受腔后壁，待膝关节充分伸直时，体重再移到假肢侧。

（4）侧向步行训练：假肢侧支撑，健侧脚向外侧跨步，体重移到健侧，假肢侧随着靠近健侧脚。

（5）室外步行训练：可以在各种路面上进行，如马路、土路、碎石路等。

（6）上下台阶训练：上台阶时，先迈健侧腿，假肢跟上。下台阶时，先下假肢侧，注意假肢侧的足跟部靠近台阶。等功能转好时，再交替腿上下台阶。

（7）上下斜坡训练：上坡时，上身前倾，先迈健侧腿，步子要稍大些，假肢侧跟上；下坡时，假肢步幅要稍小，健肢要快速跟上。注意保持身体平衡，防止摔倒。

（八）完成日常生活动作

（1）移乘训练：当患者暂时不能独立使用假肢行走时，需使用轮椅，应注意方法正确。比如轮椅到床的转移，要从健侧上下床，患者驱动轮椅靠近床，轮椅与床呈约30度，刹闸，打开靠近床的轮椅扶手，患者用一手撑床一手撑另一侧的轮椅扶手，将身体移动至床上，从床到轮椅为相反动作。

（2）从椅子上站起、坐下训练：坐位上站起的动作，健肢在后，假肢侧在前，上身前倾，以健肢支撑身体重量，慢慢伸直下肢并站起。坐下时，由健肢支撑，上身前倾，屈膝坐到椅子上。

（3）跨越障碍训练：向前跨越时，假肢侧支撑，健肢先跨过障碍，身体向前倾，假肢侧屈腿带动假肢跨过障碍物。侧向跨越时，健侧靠近障碍物站立，假肢侧支撑保持平衡，健肢跨过障碍物；然后健侧支撑，假肢向上跨越障碍物。

（4）捡地上物品训练：健肢在前，假肢膝向后伸直，健肢侧的腰和膝弯曲，然后假肢的大腿和膝弯曲，伸胳膊从地面上拾起物品。主要以健侧腿屈曲下蹲来完成捡物品的动作。

四、假肢使用

假肢是一种体外矫形技术装置，是为了替代失去肢体的功能和外观。下肢假肢主要由假肢接受腔、假肢关节、假脚三个功能部件和连接管及装饰海绵等辅助部件组成。下肢假肢使用效果的好坏，关键在于接受腔功能的好与坏。接受腔的功能主要是假肢站立时承重、迈步时悬吊假肢。假肢装配完成后，应从以下几个方面做好假肢日常维护工作。

（一）假肢终检

假肢终检指的是通过假肢技师的观察和患者的反馈等方式进行的假肢最终检查。主要包括：站立检查、坐立检查、步行检查、脱下检查四个环节。

1. 站立检查

穿上假肢后，双脚足跟部分分开一拳的距离，双腿均匀负重状态下进行检查，包括 5 个方面：

（1）第一感觉有无不适感或疼痛感。若有，首先检查残肢和接受腔是否接触良好。如果残肢与接受腔接触不好的话，应调整接受腔；如果接触良好，则应考虑假肢对线是否良好。

（2）内侧、外侧对线。检查假脚底部外侧、内侧与地面有无缝隙，以及接受腔上缘的内侧或外侧与皮肤有无缝隙或者压迫感。

（3）前后对线。膝部呈轻度屈曲，看后方有无压迫感，有无打软腿的感觉，足跟和足趾与地面有无缝隙。

（4）假脚。足跟高度与假脚是否合适，鞋大小与假脚是否合适。

（5）假肢长度。穿好假肢后，骨盆应为水平状态；假脚与健侧脚是否对称；接受腔前后、内外侧的上缘修剪形状是否合适。

2. 坐立检查

膝关节呈 90 度屈曲位。（1）腘窝部软组织是否过度挤出。（2）接受腔后壁上缘是否顶住大腿后侧。（3）大腿后侧肌肉通道位置是否合适。（4）接受腔内外侧后缘是否夹腿。

3. 步行检查

（1）残肢和接受腔是否上下窜动。（2）能否交替上下楼梯（根据残肢长度决定）。（3）行走时有无不适感或疼痛感。（4）行走时有无异常声音。

4. 脱下检查

包括两个方面：

（1）脱下假肢后，立即观察残肢皮肤状况，以及有无擦伤。

（2）假肢外形、颜色与健侧是否接近。

（二）假肢与残肢的清洁

假肢与残肢的卫生状况直接影响假肢的使用效果，因此，患者应注意以下几点：

（1）接受腔内的清洁：小腿接受腔的软接受腔容易被汗水浸湿，附着脏物后会产生臭味。用 PE 材料制作的软衬套或硅胶套可以用温水清洗；对于贴有皮革的软衬套，可以将毛巾在淡肥皂水中浸湿拧干后，认真地擦拭软衬套表面，然后使其自然干燥。

（2）残肢的清洁：目前接受腔的材质都不透气，因此，每天晚上要清洗并保持残肢干燥。同时，要仔细检查残肢上有无伤痕或变色部位。残肢袜必须每天更换一次。

（3）残肢袜的选择：残肢袜首选棉制品，化纤针织品容易使皮肤发炎。与皮肤接触的残肢袜，网眼要细，有一定的光滑度，这样不容易弄伤残肢。

（4）残肢萎缩的处理：当残肢萎缩变细后，通常需用多个残肢袜套起来的方法自行调节。但应该注意的是，如果套 8 层残肢袜还不能解决问题，就应该考虑更换接受腔了。

（5）假肢的停用：残肢皮肤受伤时应暂时停止使用假肢，若盲目使用会使伤口逐渐加大，造成感染，导致长时间不能穿用假肢。

（三）假肢的日常维护

假肢长时间使用后，应注意以下几点：

（1）留意假肢有无异常：每天穿戴假肢时，应注意假肢连接处有无松动和异常响声。出现"咯嗒咯嗒"的声响时，表明假肢部件可能出现破损、松动或功能异常，应尽早去假肢制作中心进行适当的检查与保养维修；在假肢遇水或负担重物等极端情况下，也应进行维修检查。

（2）假肢外包装的维护：外包装的材质通常为泡沫海绵，相对容易破损，如果出现小破损时能及时进行维修，可延长使用寿命。

（3）鞋跟变化的调整：假肢的对线与穿用鞋跟高度有直接关系。如果换穿后跟高度差异较大的鞋子时，就会引起异常步态。假肢对线是按最常穿的固定鞋跟的高度确定的，若鞋跟高度变化频繁时，建议安装可自调跟高的假脚。

介绍完以上内容，相信无论是患者还是家属都会对截肢患者的家庭康复训练以及假肢的日常维护等方面有了新的认识。在此建议，有条件的截肢患者应定期到正规康复机构接受康复训练指导和假肢维护保养，只有这样才能避免并发症的出现。

在此，祝愿所有患者尽快适应新的生活，早日回归社会！

图书在版编目（CIP）数据

残疾人家庭康复指导. 第一辑（大字版）/ 中国康复研究中心编写. —北京：中国盲文出版社，2016.10

ISBN 978－7－5002－7459－9

Ⅰ.①残…　Ⅱ.①中…　Ⅲ.①残疾人—康复

Ⅳ.①R49

中国版本图书馆 CIP 数据核字（2016）第 261864 号

残疾人家庭康复指导·第一辑

著　　者：中国康复研究中心
责任编辑：包国红
出版发行：中国盲文出版社
社　　址：北京市西城区太平街甲 6 号
邮政编码：100050
印　　刷：北京汇林印务有限公司
经　　销：新华书店
开　　本：700×1000　1/16
字　　数：36 千字
印　　张：5.25
版　　次：2016 年 11 月第 1 版　2016 年 11 月第 1 次印刷
书　　号：ISBN 978－7－5002－7459－9/R·1031
定　　价：80.00 元（含光盘）
编辑热线：（010）83190265
销售服务热线：（010）83190297　83190289　83190292